# EPDS活用ガイド

産後うつ病スクリーニング法と産後健診での正しい対応

三重大学 名誉教授
**岡野禎治** 監修

東京慈恵会医科大学 非常勤講師・広尾レディース 院長
**宗田　聡** 著

南山堂

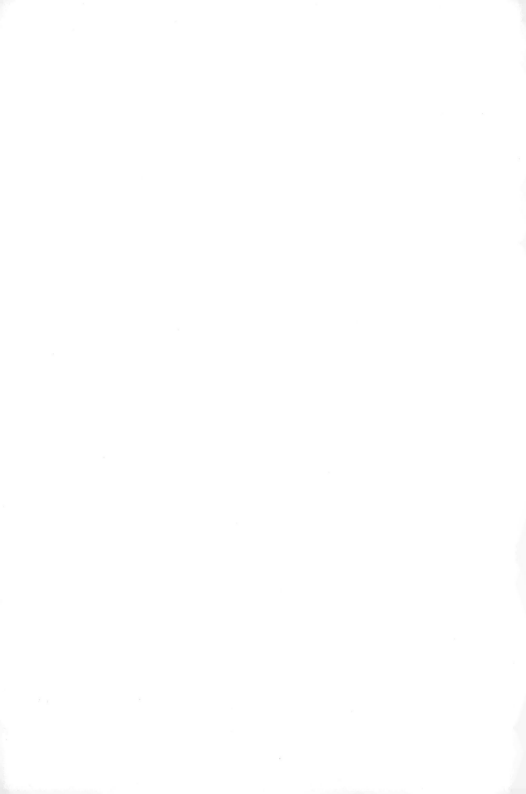

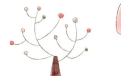

# はじめに

　女性のライフサイクルの中でも，産褥期はうつ病が発病しやすい時期であるということが1960年代から指摘されてきました．そして，産後うつ病に罹患して未治療のままに放置されると，母親自身の精神的健康に大きな影響を与えるのみならず，子どもの心身の発達にも影響を及ぼすことが指摘されました．

　1980年代になると，周産期のメンタルヘルス（周産期精神医学）という新しい専門領域の基盤が整備され，Marcé Societyという国際的な学会が設立されます．こうした背景のもと，産後うつ病専用のスクリーニングテストであるエディンバラ産後うつ病自己調査票（EPDS）が，イギリスの精神科医Cox教授らにより1987年に開発されました．日本でも1996年に，われわれが日本語版を作成し，国内の母子保健行政（特に新生児訪問時）を中心に普及しました．

　しかし，実際の臨床現場では，EPDSの使い方とその後の対応に苦慮することが多くありました．そのためCox教授は，助産師Holdenとともに EPDSを用いたスクリーニングのための具体的な解説本 [Perinatal Mental Health：A Guide to the Edinburgh Postnatal Depression Scale（EPDS）] を2003年に出版します．この解説本は，幸運にも2006年に南山堂のご厚意からわれわれが翻訳し，「産後うつ病ガイドブック　EPDSを活用するために」というタイトルで出版しました．ただし，この解説本はイギリスの医療保健システム（NHS）を基盤にして構成されていたため，日本の母子保健のシステムに携わる保健師ら

には使いづらいという一面がありました．

　2017年4月，周産期メンタルヘルスに対して国が大きく動きました．厚生労働省母子保健課は，産婦健康診査事業の実施にあたって，うつ病の把握にEPDSの使用を推薦し，問診・診察から総合的にうつ病を発見すること，さらに精神科の専門医との連携強化を重要課題として産婦人科医に通達しました．つまり，従来の保健師らによる新生児訪問時に主に使用されていたEPDSを，産後健診時の医療機関でも配布して，産後うつ病の有無をスクリーニングすることになったのです．産後健診におけるこの新たな課題に対して，数多くの助産師，産婦人科医は困惑しました．さらに，区市町村側もどのように指導してよいのか十分に把握しない中での見切り発車となってしまいました．

　このように混乱した状況に対して，日本の医療保健制度に合致した，EPDSによるスクリーニングの解説本「EPDS活用ガイド」を作成することを宗田聡先生とともに発案しました．運よく南山堂のご厚意もあって，早急に出版することができました．本書は従来のガイドブックにみられるような固い解説ではなく，医療現場で読むトリセツ（取り扱い説明書）のように簡潔な表現と易しい内容に特化しています．今後，日本の周産期メンタルヘルスに対する産婦人科医，助産師，保健師ら諸氏の活用を期待しています．

　最後に，できるだけ簡易な表現で，かつ短期間での編集にご指導をいただいた南山堂の窪田雅彦様，山田歩様はじめ皆様にお礼を申し上げます．

2017年9月

岡野禎治

# CONTENTS

## 第1章 EPDS-Overview

### EPDSの「これまで」と「これから」 … 2
- EPDSとの出会いから日本語版作成まで … 2
- EPDSの日本での導入経緯と問題点 … 6
- 産婦健康診査事業での新たな取り組みとEPDS … 10
- 今後の展望 … 12

## 第2章 EPDSのトリセツ

### 産後健診の流れ … 14

### 1 産後うつ病スクリーニングの流れ … 16
- 背 景 … 16
- 産後健診での位置付け … 17
- 産後うつ病スクリーニングの実際 … 17
- 産後健診の流れ … 18

### 2 EPDSの実際 … 22
- EPDSのポイント … 22
- EPDSとは？ … 23
- EPDSの進め方 … 24

### 3 産後の生活についての問診 …… 40
- 問診のポイント …… 40
- 一般的な聴取内容 …… 41
- EPDSの結果を見ながら行う問診 …… 42
- 問診を行うときに気を付けたいこと …… 44

### 4 総合評価の実際 …… 48
- 評価のポイント …… 48
- 総合評価の流れ …… 49
- 評価のしかた …… 50

## 第3章 Q&A

- 01 産後うつ病スクリーニングでは，必ずEPDSを使わないといけないの？ …… 54
- 02 EPDSは待合室で書いてもらってもいいの？ …… 56
- 03 自宅で書いてもらい，郵送で送ってもらってもいい？ …… 58
- 04 質問文は，意味が変わらない範囲であれば変更してもいい？ …… 60
- 05 外国人のお母さんにも日本語版EPDSを使っていい？ …… 62
- 06 お母さんがEPDSを記入している間，赤ちゃんはどうするの？ …… 64
- 07 記入にはどのくらい時間がかかる？ …… 66
- 08 EPDSの記入を拒否されたらどうする？ …… 68
- 09 お母さんが自分で採点するの？ …… 70
- 10 点数は，お母さんに伝えていい？ …… 72
- 11 EPDSが高得点のお母さんは産後うつ病なの？ …… 74

# CONTENTS

⑫ 「EPDSが高得点＝重症の産後うつ病」なの？ ……………… 76
⑬ 高得点だったお母さんにはどう対応したらいいの？ ………… 78
⑭ EPDSの点数と，面接での印象が違う気がする…．
　どう判断すればいい？ ……………………………………… 80
⑮ 「区分点」ってなに？ ………………………………………… 82
⑯ 「偽陽性」ってなに？ ………………………………………… 84
⑰ 産後健診で，身体の診察と産後うつ病スクリーニングは
　どちらを先に行うべき？ …………………………………… 86
⑱ 産後1ヵ月健診でEPDSを行い，さらに2週間後に
　もう1回行ったらどちらも区分点以上でした．
　このお母さんを産後うつ病と判断していい？ ……………… 88
⑲ EPDSは，産後1ヵ月ではなく2週間健診で
　行った方がいいの？ または両方で行うべき？ …………… 90

　引用文献 …………………………………………………… 92

## COLUMN

1. 産後のお母さんとEPDS ………………………… 20
2. 産後2週間健診とは？ …………………………… 21
3. EPDSの質問項目の特徴 ………………………… 33
4. あくまでもお母さん一人で！ …………………… 34
5. なぜEPDSを受けるの？ ………………………… 35
6. EPDSと区分点 …………………………………… 36
7. 魔法の杖ではありません！ ……………………… 37
8. 偽陽性と偽陰性，区分点の考え方 ……………… 38
9. EPDSの合計点が0点？！ ………………………… 46
10. 自殺企図には要注意！ …………………………… 47

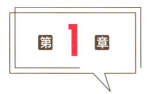

# EPDS-Overview

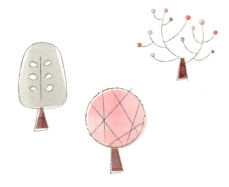

# EPDSの「これまで」と「これから」

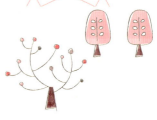

　産後うつ病のスクリーニングテストとして知られるエディンバラ産後うつ自己評価票（Edinburgh Postnatal Depression Scale；EPDS）は，1996年に岡野禎治教授（三重大学保健管理センター教授）によって日本語に翻訳され，使われるようになりました．
　現在も周産期メンタルヘルスケアの第一線で活躍している岡野教授に，EPDSの「これまで」と「これから」を聞きました．

## EPDSとの出会いから日本語版作成まで

　イギリスでは1970年代から，専門家の間で産褥期のうつ病が着目されていました．しかし，「産後うつ病」という言葉はまだなじみの薄い言葉でした．1980年代初頭に女性誌に"Postnatal Depression"という用語が掲載されたのを契機に一般にも普及し，日本でも「産後うつ病」と訳され定着しました．

# 第1章 EPDS-Overview

18世紀のフランス人精神科医Marcéの名をとった周産期精神医学の学会 The Marcé Society for Perinatal Mental Health (https://marcesociety.com/) が正式に開催されたのは1982年でした．私は恩師鳩谷龍先生（三重大学医学部精神神経科教授）とともにこの学会に参加して，周産期精神医学という新しい臨床研究分野の幕開けを感じました．

さて，EPDSの開発者であるJohn Cox教授との出会いは，彼がこのMarcé Societyの学会長を務めた1988年のことでした．学会は，Wedgwoodなどで有名な陶器の都市，イギリスのStoke on TrentにあるKeele大学で開催されました．この時，私は「マタニティー・ブルーズとコルチゾールの関連」という研究発表をしましたが，その発表直後に，Cox教授から「昨年（1987年）にEPDSという産後うつ病のスクリーニングを開発したので，ぜひ日本でもEPDSの妥当性を検証してもらえないか」という誘いを受けました．それが私とEPDSとの最初の出会いでした．

帰国した私は，早速日本語版の作成を開始しました．翻訳に際して特に留意したのは，翻訳の正確さを最大限高めるため，バック・トランスレーション（逆翻訳）という手法を用いたことでした．図1に示したように，①EPDS原文（英語）を私が翻訳して②日本語翻訳文を作成しました．そして，日本語にも英語にもに精通した第三者のスコットランド出身の学者に，①を見せないで②の英訳をお願いして，③逆翻訳原稿を作成しました．なお，スコットランド出身の学者にお願いしたのは，EPDSが開発

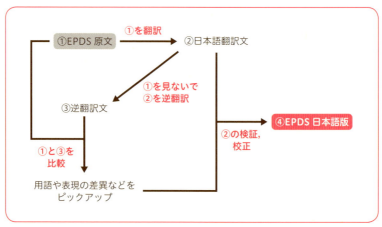

図1　EPDS日本語版の作成

された地がスコットランドだったからです．

　さらに，第三者の翻訳会社に①と③を比較してもらい，用語や表現の差異などをピックアップしてもらいました．これを基に②の正確さを検証して，最後に①の内容をより忠実に伝えるように②を校正し，④EPDS日本語版が完成しました．完成した日本語版は，日本語として少し違和感を覚える方もいるかと思いますが，バック・トランスレーションの特徴としてご理解いただきたいと思います．

　また，同じ英語でも，EPDSの英文自体にもイギリス英語とアメリカ英語では少しニュアンスに差異があるようです．例えば，10項目の「自分自身を傷つけるという考えが浮かんできた」は，イギリス人では希死念慮を示唆する質問項目ですが，アメリカ人

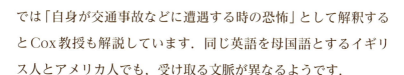

では「自身が交通事故などに遭遇する時の恐怖」として解釈するとCox教授も解説しています．同じ英語を母国語とするイギリス人とアメリカ人でも，受け取る文脈が異なるようです．

　こうして完成したEPDSの日本語翻訳版の版権については，権利者であるThe Royal College of Psychiatristsと折衝を行い，出典を明記することで了承を得ました．そして，Cox教授らによるEPDSのガイドブックにも掲載されました[1]．

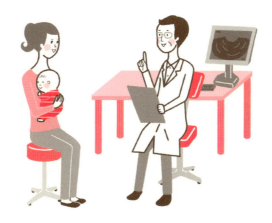

# EPDSの日本での導入経緯と問題点

　日本語版EPDSは，最初は一部の研究者によって使用されていましたが，保健行政機関に着目されて以降，徐々に一般に普及していきました．産後うつ病対策は，2000年に策定された「健やか親子21」によって開始されました．2001年に厚生労働科学研究の中野仁雄班で産後うつ病の発生率が調査され，13.4％という発生率がベースラインとされました．「健やか親子21」では，10年後の2010年までにEPDSを用いた大規模なスクリーニングを行うことで，産後うつ病の発生率を減少傾向に転じることが目標とされ，母子保健行政機関で関心が高まりました．

　2006年に中間報告が出されましたが，「EPDSは産後うつ病のスクリーニングとして定着しているが，EPDSの使用方法が不適切である」とされ，周産期ケアにあたるスタッフに対するメンタルケアのトレーニングと既存の母子保健システムを検討することが課題とされました．

　その例として，ある市町村のEPDS実施後の対応をまとめたものを図2に示します．EPDSを受けられた方が191名もいるのに，医療機関などを受診した方は1名もいませんでした．おそらく，ここには担当した母子保健担当の保健師の産後うつ病に対する二次評価がきちんとなされていないか，また継続的にフォローしてもつなげる場がなかったかと思われます．

　一方，EPDSが正しく使われている数少ない例として，石川県の

第1章 EPDS-Overview

例があります．ここではEPDSによるスクリーニングを開始する時に，県レベルで母子保健と精神保健の部署が連携して動きました．その結果が功を奏して，過去十数年EPDSの配布が100％実施され，産後うつ病が疑われる場合には精神保健福祉センターの精神科医による評価に回す，という流れができています．

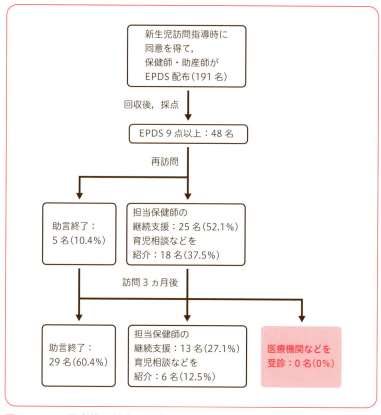

図2　EPDS配布後の対応の現状

日本においてEPDSの使用方法が不適切と思われる点については，2つのことが挙げられると思います．1つは「EPDSの高得点者＝うつ病群」と考えてしまうことです．EPDSの配布はあくまで一次評価です．高得点者に対する二次評価を実施して，産後うつ病を疑う場合には専門家の評価を受ける，という流れが確立されていません．母子保健の保健師，助産師などの方にはEPDS高得点者に対する二次評価（面接）のトレーニングが必要です．

　2つ目は，「EPDSが高得点であるほど，重症のうつ病である」と考えてしまうことです．EPDSはあくまでスクリーニング尺度で，うつ病の重症度の評価尺度ではありません．評価得点が9点の方も30点の方でも，極端にいうとスクリーニング上は同じ高得点者と考えます．

　また，区分点を決めた背景について，理解が必要です．8/9点という日本の区分点は，産科的重症度の高い妊産婦が入院している三重大学病院（産後1ヵ月時点）と埼玉医科大学総合医療センター（産後1ヵ月時点，6週間時点）の両研究[2, 3]から，「妥当性がある」として今日まで使用されるに至っています．しかし，産婦人科クリニックや総合病院などの一般産婦人科医療施設におけるEPDSの区分点に関して，妥当性の研究成果は現在でも実施されていません．さらに，産後2週間あるいは2ヵ月といった，配布時期が異なる場合のEPDSの区分点に関しても，その妥当性が検証されていません．つまり，配布場所，配布時期に関した適正な区分点の検証が今後必要であると思います．

また，EPDSを実施・判断する医療保健関係者には，産後に発症するメンタル面での疾患はうつ病だけではないこと，つまりEPDSの高得点者には，うつ病以外に不安障害，双極性障害など多彩な精神疾患も検出されることを十分認識して鑑別にあたっていただきたいと思います．

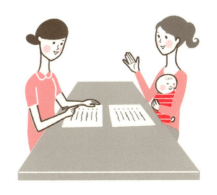

# 産婦健康診査事業での新たな取り組みとEPDS

　2017年4月から開始された厚生労働省の産婦健康診査事業では，周産期メンタルヘルスに対する新たな取り組みが通知されました．通知にあたってはさまざまな背景があると思いますが，その一因に，2016年の東京都監察医務院による調査で，東京都23区の10年間の妊産婦の自殺の実態が明らかになったことが挙げられるでしょう．

　過去10年間（2005～2014年）に妊産婦の自殺者が63名であり，その特徴は産後の時期に高く，自殺の手段は暴力的手段を用いたものが多く，さらに精神科既往歴の占める割合は自殺者全体では60.3％（38名）と高い割合を占めていることが判明しました．さらに，この東京都23区の周産期の出生10万件当たりの自殺率を，イギリスの報告およびスウェーデンの報告と比較すると（表1），妊産婦死亡率について大差はありませんが，出生10万件当たりの自殺率は，スウェーデンが3.7，イギリス2.3であるのに対して，東京都23区では8.7と高い値であることが判明しました．日本は国際的にみて自殺大国ですが，妊産婦の自殺の予防は，妊産婦のメンタルヘルスの観点からは今後の大きな課題になりました．

　その結果，日本産科婦人科学会の「産婦人科診療ガイドライン産科編2017」では，産後健診時にEPDSなどの使用が求められています．また，産婦健康診査事業の実施に当たっては，「精神

表1 イギリス，スウェーデン，日本における周産期自殺率の比較

| 国<br>(報告年) | イギリス<br>(2015) | スウェーデン<br>(2015) | 日本*<br>(2016) |
|---|---|---|---|
| 調査期間 | 2009～2013年 | 1980～2007年 | 2005～2014年 |
| 調査元 | 統計局 | 死因統計局 | 人口動態 |
| 妊産婦死亡率<br>(/出生10万件) | 3.7 | 4.7 | 3.96 |
| 追跡人数 | 101名 | 103名 | 63名 |
| 自殺率<br>(/出生10万件) | 2.3 | 3.7 | **8.7** |

＊：日本は東京都23区の調査.

症状の把握については，EPDSの点数だけではなく，問診（精神疾患の既往歴，服薬歴など），診察（表情，言動など）なども合わせて総合的に評価すること」という留意事項が，厚生労働省から日本産科婦人科学会ならびに日本産婦人科医会に依頼されました．

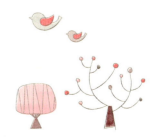

## 今後の展望

　1980年代から始まった，周産期メンタルヘルスに対する啓蒙・学会活動は，円滑に進展しないと感じていましたが，上述したように妊産婦の自殺問題が注目を集めるようになり，今日，国や学会が大きく動くことになりました．イギリスでは，2001年に妊産婦の自殺の問題から王立精神医学会と王立産婦人科学会が共同で周産期メンタルヘルスに関する啓発キャンペーンを実施したのですが，2015年に発表された報告[4]では，残念ながら周産期の自殺率は改善されていませんでした．EPDSなどのスクリーニングが普及しても，それが単純に自殺防止につながらない難しさを感じています．

　ただ，メンタルヘルスに対する日本の妊産婦の配偶者や家族の理解度は年々向上していると思います．特に配偶者の方は，うつ病や心の問題に対して理解を示してくれることが多くなっています．また，周産期に向精神薬を服薬することや精神疾患を治療することに対しても，妊産婦の皆さんの抵抗がなくなってきていると思われます．

　その半面，妊産婦に対する治療を難しいと感じている精神科医が依然少なくありません．こうした点から，今後は精神科医に対する周産期メンタルヘルスの啓発が重要な課題になると感じています．

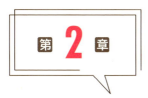

第 2 章

# EPDS のトリセツ

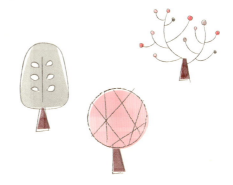

# 産後健診の流れ

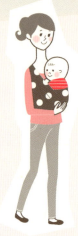

来院

スタッフが
EPDS用紙を配布
説明し同意を得る

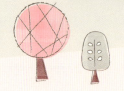

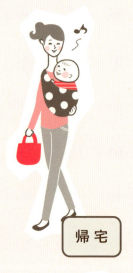

帰宅 ← 緊急性なし

次にメンタルに
ついての評価

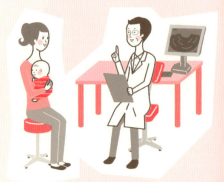

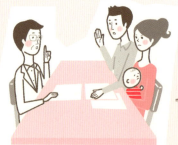

← 緊急性あり

お母さんやパートナーにも状況や
今後の方針を説明．協力を仰ぐ

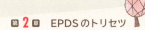 第2章 EPDSのトリセツ

「必ずお母さん一人で！」

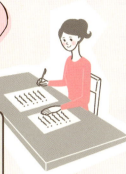

お母さんがEPDSに回答（5〜10分）
➡ p.22

スタッフがEPDS用紙を回収，集計する

「身体診察の順番を待つ間に」

産婦人科医による総合評価
➡ p.48

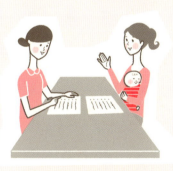

「まず身体診察」

看護師・助産師が行う産後の生活についての問診（10〜15分）
➡ p.40

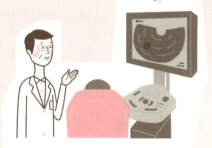

問診で聴取した内容とEPDSの結果を医師に提出

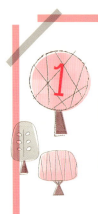

# 1 産後うつ病スクリーニングの流れ

## 背 景

　従来から，日本でも海外でも，産後1ヵ月にお母さんの体調が回復しているかを診てきました．ただ，今まではメンタルの面を診ることは少なく，出産をした身体が元に戻っていく（産後復古）中で，感染症に罹患していないか，子宮の収縮の状況はどうか，剥がれた胎盤の一部が残ったりしていないか（遺残），母乳の分泌状態はどうかなど，身体の面を中心にチェックしていました．ところが，出産後のお母さんの実に10人に1人が産後うつ病になっていることが明らかになり[5]，妊産婦の自殺の問題や虐待・育児問題なども非常に重要な問題であることが認識され始めてきたことで，妊産婦のメンタルヘルスをしっかりと診ていくことの大切さが広く知れ渡ってきました．一方で，臨床現場ではメンタルヘルスをいつ，どこで，誰がどう対応していくのか，まだまだきちんと対応できず混乱している現状もあります．

第 2 章　EPDSのトリセツ

## 産後健診での位置付け

　　産後1ヵ月健診では，従来から授乳の状態やお母さんの健康状態などをトータルに評価しています．そのため，メンタル面のスクリーニングを織り込んでいくことが最もスムーズに導入できる時期です．

## 産後うつ病スクリーニングの実際

　　産後うつ病のスクリーニングはどのような流れで行われるのでしょうか？
　　まず，理想的には産後のお母さんと静かにプライバシーを保てる場所で問診が行えたり，EPDSに記入できるような場所が確保できることが大切です．施設によっては，できる範囲でそのような場所や場面を作るよう工夫していきましょう．
　　スクリーニングの方法ですが，現時点での日本においては，日本産科婦人科学会が「産婦人科診療ガイドライン産科編2017」で示したメンタルヘルス診療についての指針や，日本周産期メンタルヘルス学会が発表した「周産期メンタルヘルスコンセンサスガイド2017」で，産後健診時におけるEPDSを行うことが推奨されています．
　　ただし，EPDSは産後うつ病スクリーニングの非常に有効な手段ではありますが，これをもってすべてが完結する訳ではありませ

ん．スクリーニングを単に行うだけでなく，同時にお母さんに産後の生活や体調と合わせてメンタルの状態などを尋ねる問診（面談）を行ったり，そのときの表情や言動なども観察して，総合的に評価していくことが非常に重要です．さらに，英国国立医療技術評価機構（National Institute for Health and Clinical Excellence；NICE）のガイドラインのように，他のスクリーニング方法〔2質問法（Whooley Depression Scale），→p.55〕と組み合わせてスクリーニングを行うことも有用かもしれません．

## 産後健診の流れ

　産後健診では，血圧や尿検査などを行ってから，施設によっては外来の看護師や助産師による生活の様子などの問診を受けた後に，医師による身体的な診察が行われています．この一般的な診察の流れの中で，メンタルヘルスの診察をどのように組み込んでいくかは，施設の物理的な環境や人的資源の問題も大きく関わってくるかと思います．多忙な外来での流れを考えると，次のような形で行うことで比較的スムーズに導入できると考えられます．

　まず，産後検診に来られたお母さんに，プライバシーが確保された静かなスペースでEPDSを行ってもらいます．次に外来の看護師や助産師が，その点数をチェックした上で，身体的な状態を把握するための問診を行いながら，同時にメンタル的な問題に関わる問診を行います．EPDSの配布や記入後の回収などは，受付

第2章 EPDSのトリセツ

や窓口などで行ってもよいでしょう．そして，EPDSの結果と合わせて問診によって得られた問題点を医師に報告します．

　最後に，医師が身体的な診察を行います．そして，医師から現状と今後の生活指導や次回外来のことなどについて，お母さんと話をします．

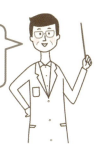

では，EPDSとお母さんへの問診（面談）の具体的な進め方をみていきましょう．

## COLUMN 1

## 産後のお母さんとEPDS

　患者さんや被験者が自身で自分の状態をチェックする方法は，精神科では以前からよく用いられてきました．また，診断する医師によって評価が異なることがある精神科疾患では，精神障害の診断と統計マニュアル(Diagnostic and Statistical Manual of Mental Disorders；DSM)にみられるように疾患の状態をカテゴリー分けし診断の基準を設けることで，診断のバラつきをなくそうとしてきました．
　うつ病についても，自己評価式抑うつ性尺度(Self-rating Depression Scale；SDS)という有名なチェック表があります．産後うつ病もうつ病ですから，このSDSを使用することも考えられたのですが，質問項目に出産直後のお母さんにはあてはまらないものがあったのです．例えば「性欲」に関する質問もその1つです．出産後1ヵ月ほどの女性には性欲はあまりみられません．多くのお母さんがこの項目の回答を「なし」としてしまうと，結果にバイアスがかかってしまいます．そこで，産後のお母さんの実態をより的確に踏まえたチェック・リストとしてEPDSが考案されました．

第2章 EPDSのトリセツ

## COLUMN 2

## 産後2週間健診とは？

　厚生労働省は，2017年4月より，産後うつ病の早期スクリーニングを目的として，従来の産後1ヵ月健診に加えて産後2週間健診を実施し，2回分の費用を助成することにしました．

　「産後2週間健診」という概念は，ここ1，2年の間に形成されてきたものです．産後1ヵ月健診では，出産後に退院してからの間があきすぎて，お母さんのメンタル面がかなり悪くなってから診断されるケースが懸念されるようになりました．そこで，産後2週間で健診を行い，その場でメンタル面のチェックも行う重要性も考えられました．

　EPDSなどによって産後1ヵ月ではなく産後2週間でスクリーニングをした方が効果があるのかどうか，というきちんとした研究は行われていないため，どちらで行うのがよいのかはまだわかりません．将来的には「産後2週間でスクリーニングを行った方がよい」という結果が出るかもしれませんが，現時点では産後2週間健診自体が日本全国どこでも行われているのではないため，徐々にできる施設から産後2週間健診も行っていくことになるかと思われます．

　前述のとおり，2017年度から，一部に限定されてはいるものの，産後の健診費用の助成が行われるようになったことから，近い将来にはすべての施設で産後2週間，1ヵ月の健診が行われていくことになるかもしれません．

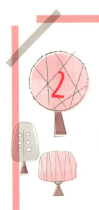

# 2 EPDSの実際

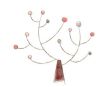

 **EPDSのポイント**

- EPDSは産後うつ病のスクリーニングを行うために考案された，10項目からなる自己記入式の質問票です．
- あくまでも産後うつ病のスクリーニング・テストであり，診断するものではありません．
- 必ずお母さん一人で記入してもらいます．あくまでもお母さん自身の気持ちを反映してもらうことが重要です．
- 家族や医療スタッフも同室せずに，お母さんがリラックスでき，プライバシーが守られる環境で記入してもらいます．
- EPDS実施の意義については配布前に説明し，同意を得ます．
- 質問用紙の配布，書き方の説明，回収，点数の集計は，外来の看護師・助産師などのスタッフが行います．
- 事前に用意するものは質問用紙と筆記具です．また，記入時間は，5～10分ほどが目安となります．
- 10項目の点数の合計が区分点である9点以上の場合には，「うつ病の可能性が高い」と判断されます．

第 2 章　EPDSのトリセツ

## EPDSとは？

　EPDSは，産後うつ病を早期に診断するため，その検出を向上させるためのスクリーニング・テストとしてJohn Cox教授らによって1987年にイギリスで考案されました．そして，1996年に精神科医の岡野禎治教授が翻訳し日本に紹介しました（→p.2）．10項目からなる自己記入式の質問票で，各質問には0点から3点までの4段階の評価で回答します．10項目の点数を合計して評価します．

　EPDSは，うつ病のメインの症状である「物事に対する興味を失う」ことと「抑うつ状態であると感じる」こと，この2つに関連した質問から構成されています（COLUMN 3）．特に重要な項目は，「10. 自分自身を傷つけるという考えが浮かんできた」で，「自殺企図」が示唆されますので，この項目の点数が高かった場合には注意が必要です．

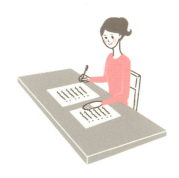

## EPDSの進め方

### ①事前の準備

☐ 質問用紙

まず，EPDSの質問用紙を用意します．お母さんに配布する用紙には，回答項目にスコア（点数）が明記されていないもの（**表2**）を使用します．スコアが記載されているもの（**表3**）は採点者用となります．また，配布する用紙には必ず出典先を明記するようにしましょう*．

☐ 筆記具

鉛筆などの色の薄い筆記具よりも赤色のペンやラインマーカーなどで書いてもらうと，記入漏れをチェックしたり，点数を集計する際の見落としがなくなります．

 TIPS

EPDSの質問用紙を用意する際には，質問項目が表と裏に分かれることのないように注意します．理由は，質問項目が表と裏に分かれていると，記入者が裏にも質問事項があることに気がつかず途中で記入を終了してしまうことがあるからです．硬いボード上に質問用紙を載せて記入してもらう場合も，質問用紙を二つ折りにしてセットしないようにしましょう．

---

＊：明記が義務付けられている出典先は以下のとおりです．
© The Royal College of Psychiatrists 1987. Cox, J.L., Holden, J.M. & Sagovsky, R. (1987) Detection of postnatal depression. Development of the 10-item Edinburgh Postnatal Depression Scale. British Journal of Psychiatry, 150, 782-786.

第 2 章　EPDSのトリセツ

□記入場所

　静かで，他人の目が届かない，プライバシーが守られる個室がベストです．ただし，施設の状況は千差万別です．記入用の机が確保できない場合には，アンケートなどを記入する際に使用するボード（下敷き，バインダー）を用意したり，専用の部屋が確保できない場合には，つい立てで囲んで記入専用のコーナーとして確保するなど，それぞれの施設で可能な範囲で工夫してみましょう．

② 質問用紙の配布

□配布前

　「産後のお母さんの10人に1人が発症している産後うつ病を早期に発見するため」というEPDS実施の意義をお母さんに配布前に説明し，同意を得ましょう．

□配布時

　質問用紙の配布，書き方の説明は，外来の看護師・助産師などのスタッフが行います．一人でも十分対応可能です．

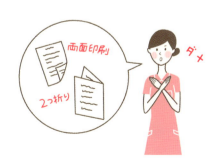

## 表2　エディンバラ産後うつ病自己評価票（EPDS）日本語版 配布用

ご出産おめでとうございます．ご出産から今までのあいだにどのようにお感じになったかをお知らせください．今日だけでなく，過去7日間にあなたが感じられたことに最も近い答えにアンダーラインを引いてください．必ず10項目に答えてください．

　　　**例）幸せだと感じた．**

　　　　　　　　　　　はい，常にそうだった
　　　　　　　　　　　<u>はい，たいていそうだった</u>
　　　　　　　　　　　いいえ，あまり度々ではなかった
　　　　　　　　　　　いいえ，全くそうではなかった

"はい，たいていそうだった"と答えた場合は過去7日間のことをいいます．この様な方法で質問にお答えください．

［質　問］

1. 笑うことができたし，物事のおかしい面もわかった．
　　　　　　　　いつもと同様にできた
　　　　　　　　あまりできなかった
　　　　　　　　明らかにできなかった
　　　　　　　　全くできなかった

2. 物事を楽しみにして待った．
　　　　　　　　いつもと同様にできた
　　　　　　　　あまりできなかった
　　　　　　　　明らかにできなかった
　　　　　　　　ほとんどできなかった

3. 物事が悪くいった時，自分を不必要に責めた．
　　　　　　　　はい，たいていそうだった
　　　　　　　　はい，時々そうだった
　　　　　　　　いいえ，あまり度々ではない
　　　　　　　　いいえ，そうではなかった

＊：病院や自治体によっては，読みやすいように一部の漢字を平仮名にしたものを使用していることがあります．

第2章 EPDSのトリセツ

4. はっきりした理由もないのに不安になったり，心配した．
　　　　　　いいえ，そうではなかった
　　　　　　ほとんどそうではなかった
　　　　　　はい，時々あった
　　　　　　はい，しょっちゅうあった

5. はっきりした理由もないのに恐怖に襲われた．
　　　　　　はい，しょっちゅうあった
　　　　　　はい，時々あった
　　　　　　いいえ，めったになかった
　　　　　　いいえ，全くなかった

6. することがたくさんあって大変だった．
　　　　　　はい，たいてい対処できなかった
　　　　　　はい，いつものようにはうまく対処しなかった
　　　　　　いいえ，たいていうまく対処した
　　　　　　いいえ，普段通りに対処した

7. 不幸せなので，眠りにくかった．
　　　　　　はい，ほとんどいつもそうだった
　　　　　　はい，ときどきそうだった
　　　　　　いいえ，あまり度々ではなかった
　　　　　　いいえ，全くなかった

8. 悲しくなったり，惨めになった．
　　　　　　はい，たいていそうだった
　　　　　　はい，かなりしばしばそうだった
　　　　　　いいえ，あまり度々ではなかった
　　　　　　いいえ，全くそうではなかった

9. 不幸せなので，泣けてきた．
　　　　　　はい，たいていそうだった
　　　　　　はい，かなりしばしばそうだった
　　　　　　ほんの時々あった
　　　　　　いいえ，全くそうではなかった

10. 自分自身を傷つけるという考えが浮かんできた．
　　　　　　はい，かなりしばしばそうだった
　　　　　　時々そうだった
　　　　　　めったになかった
　　　　　　全くなかった

©The Royal College of Psychiatrists 1987. Cox, J.L., Holden, J. M. & Sagovsky, R. (1987) Detection of postnatal depression. Development of the 10-item Edinburgh Postnatal Depression Scale. British Journal of Psychiatry, 150, 782-786.

（The Royal College of Psychiatristsより許諾を得て転載）

**表3　エディンバラ産後うつ病自己評価票（EPDS）日本語版　採点者用**

ご出産おめでとうございます．ご出産から今までのあいだにどのようにお感じになったかをお知らせください．今日だけでなく，過去7日間にあなたが感じられたことに最も近い答えにアンダーラインを引いてください．必ず10項目に答えてください．

　　**例）幸せだと感じた．**

　　　　　　　　　　　はい，常にそうだった
　　　　　　　　　　　はい，たいていそうだった
　　　　　　　　　　　いいえ，あまり度々ではなかった
　　　　　　　　　　　いいえ，全くそうではなかった

"はい，たいていそうだった"と答えた場合は過去7日間のことをいいます．この様な方法で質問にお答えください．

［質　問］

1. 笑うことができたし，物事のおかしい面もわかった．
   - (0) いつもと同様にできた
   - (1) あまりできなかった
   - (2) 明らかにできなかった
   - (3) 全くできなかった

2. 物事を楽しみにして待った．
   - (0) いつもと同様にできた
   - (1) あまりできなかった
   - (2) 明らかにできなかった
   - (3) ほとんどできなかった

3. 物事が悪くいった時，自分を不必要に責めた．
   - (3) はい，たいていそうだった
   - (2) はい，時々そうだった
   - (1) いいえ，あまり度々ではない
   - (0) いいえ，そうではなかった

＊：病院や自治体によっては，読みやすいように一部の漢字を平仮名にしたものを使用していることがあります．

第 2 章　EPDSのトリセツ

4. はっきりした理由もないのに不安になったり，心配した．
    - (0) いいえ，そうではなかった
    - (1) ほとんどそうではなかった
    - (2) はい，時々あった
    - (3) はい，しょっちゅうあった

5. はっきりした理由もないのに恐怖に襲われた．
    - (3) はい，しょっちゅうあった
    - (2) はい，時々あった
    - (1) いいえ，めったになかった
    - (0) いいえ，全くなかった

6. することがたくさんあって大変だった．
    - (3) はい，たいてい対処できなかった
    - (2) はい，いつものようにはうまく対処しなかった
    - (1) いいえ，たいていうまく対処した
    - (0) いいえ，普段通りに対処した

7. 不幸せなので，眠りにくかった．
    - (3) はい，ほとんどいつもそうだった
    - (2) はい，ときどきそうだった
    - (1) いいえ，あまり度々ではなかった
    - (0) いいえ，全くなかった

8. 悲しくなったり，惨めになった．
    - (3) はい，たいていそうだった
    - (2) はい，かなりしばしばそうだった
    - (1) いいえ，あまり度々ではなかった
    - (0) いいえ，全くそうではなかった

9. 不幸せなので，泣けてきた．
    - (3) はい，たいていそうだった
    - (2) はい，かなりしばしばそうだった
    - (1) ほんの時々あった
    - (0) いいえ，全くそうではなかった

10. 自分自身を傷つけるという考えが浮かんできた．
    - (3) はい，かなりしばしばそうだった
    - (2) 時々そうだった
    - (1) めったになかった
    - (0) 全くなかった

©The Royal College of Psychiatrists 1987. Cox, J.L., Holden, J. M. & Sagovsky, R. (1987) Detection of postnatal depression. Development of the 10-item Edinburgh Postnatal Depression Scale. British Journal of Psychiatry, 150, 782-786.

（The Royal College of Psychiatristsより許諾を得て転載）

③記入方法

□書き方の説明

　以下の2点は口頭で説明するようにします．

> 1) 過去7日間にお母さんが感じられたことに最も近い答えにアンダーラインを引いてください．
> 2) 質問は全部で10項目あります．EPDSはすべての項目に答えていただかないと点数を集計できないため，必ず10項目すべてにお答えください．

□記入はお母さん一人で

　EPDSはお母さん一人で記入してもらいます．お母さん自身の気持ちを反映してもらうことが重要だからです（COLUMN 4）．一緒に来院されたご主人やご家族，医療従事者も席をはずし，赤ちゃんは預かるようにします．

□記入時間の制限

　EPDSの記入時間に制限を設ける必要はありません．通常，5～10分程度で終了する内容なので，必要以上に時間がかかっている場合は様子を見に行きましょう．あまりに時間がかかったり，質問の内容に悩んで先に進まなくなっているような方には，問診時の詳しいチェックが必要かもしれません．

第 2 章　EPDSのトリセツ

□記入中の質問

　記入中は，質問事項の内容についての質問は受けないようにします（COLUMN 5）．

□記入を拒否されたら

　稀にではありますが，お母さんがEPDSへの記入を拒否することもあります．EPDSはあくまでもスクリーニングなので，本人が希望しなければ無理強いはしないのが原則です．ただ，理由もなく拒否するお母さんは，何らかの背景があるとも思われますので，医師が健診時にその点を踏まえて対応するのがよいかもしれません．

④回収・集計

□回収時に注意すること

　お母さんがEPDSを記入し終わったら，外来の看護師・助産師などのスタッフが回収します．受け取るときに，記入者の名前が書かれているか，すべての質問項目にチェックが入っているか，読み取りにくかったり，複数の回答がなされていないかを必ず確認します．

□点数の集計

　回収したら，必ず医療関係者が点数を集計します．お母さん自身が採点するものではありません．

⑤評価のしかた

　日本でのEPDSの区分点は8/9点です（COLUMN 6）．10項目の点数の合計が9点以上の場合には，「うつ病の可能性が高い」と判断されます．ただし，EPDSはあくまでも産後うつ病のスクリーニング・テストであるため，点数が高いというだけで確定診断することはできません（COLUMN 7）．また，8点以下であれば「うつ病の可能性がない」というわけでもありませんので注意が必要です（COLUMN 8）．

⑥お母さんへの伝え方

　EPDSの集計結果の点数は，問診時にお母さんに伝えても問題はないでしょう．点数が区分点を超えている方には次のステップが用意されますので，「スクリーニング・テストの点数が高めですから，産後うつ病などの心の病気にかかっている可能性もあります．後ほど，産婦人科医師の問診や診察もあります」と伝えましょう．

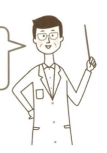

EPDSの記入・集計が終了したら，産後の生活についての問診に進みます．

## COLUMN 3

# EPDSの質問項目の特徴

　EPDSの質問項目にはどんな意味があるのでしょうか？
　EPDSは，うつ病のメインの症状である「物事に対する興味を失う」ことと「抑うつ状態であると感じる」こと，この2つに関連した質問から構成されていますが，「1. 笑うことができた」「2. 楽しみにして待つ」は臨床的うつ病の中核症状です．うつ病と精神科的診断がつく人は，このどちらか，あるいは両方が1点以上になります．

　また，「自分自身を責める」という感情は産後うつ病の方に特に多くみられる症状なので，「3. 物事が悪くいった時，自分を不必要に責めた」というチェック項目が設けられています．ほかにも「悲しくなる」「眠れない」といった，うつ病で一般的にみられる状態が質問事項として挙がっていますが，一方で「食欲」に関する項目はありません．「性欲」と同様に（→p.20），産後のお母さんは「あれが食べたい．これが食べたい」といった欲を感じなくなっている，あるいは赤ちゃんの面倒をみるのに手一杯で食欲を感じている暇もないということがあるのではないでしょうか？

　「8. 悲しくなったり，惨めになった」「9. 不幸せなので，泣けてきた」の質問は，抑うつ気分に関する質問なので，1点以上の場合は，どのくらいの頻度で，どんな場合に出てくるのか？など詳細に問診する必要があります．

# COLUMN 4

## あくまでもお母さん一人で！

　EPDSを記入してもらうのはお母さん一人です．ただ，実際には，一緒に来院されたご家族，例えばご主人がEPDSの回答結果を見て「こんなに眠れていなかったの？」「そんなに泣いたりしていたの？」などと横で心配されることもあります．そのため，本人が気を遣って故意に低い点数をつけてしまったというケースもあります．
　また，お姑さんが「あなた，この間泣いていたじゃない！」「あなた疲れてるわよ」などと横から意見を言ってしまうことで記入に介入し，結果に影響が出てしまうケースもありました．あくまでも，お母さん自身の気持ちを反映してもらうことが重要です．

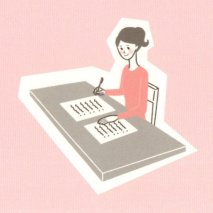

第 2 章　EPDSのトリセツ

## COLUMN 5

## なぜEPDSを受けるの？

　健診の場では質問を受けることも多々あります．例えば，「なぜ，こんなスクリーニング検査を受けるんですか？」と聞かれたらどうしますか？

　「過去にうつ病になったことがなくても，妊娠したのが初めてでも2回目でも，そうしたこととは別に，産後のお母さんの実に10人に1人が産後うつ病を発症するのです．産後うつ病は，発症してしまうと育児や家事に影響が出るばかりか，赤ちゃんやご主人，ご家族を巻き込んでしまう深刻な病気です．病気が早い段階でみつかれば，早く治療ができ，軽症ですむ可能性があります．そのためにもEPDSという科学的な根拠のあるスクリーニング検査を受けてもらいたいのです」と説明して理解を求めましょう．さらに，「このスクリーニング検査は，産後うつ病かどうかがわかるものではありません．もし点数が高かったとしても，自分は病気になっているんだと思わないでください」と，EPDSだけで病気かどうかがわかるものではないことも，一緒に説明しておきましょう．

## COLUMN 6

## EPDSと区分点

　EPDSを見る際に，必ず目にするのが「区分点」です．
　EPDSはスクリーニング検査なので，あるラインよりも点数が高ければ，産後うつ病の「疑い」があるとされて次のステップ，つまり精神科医による診断・治療へと進みます．逆にあるラインよりも点数が低ければ，産後うつ病の「リスクは少ないであろう」と判断されます．そのラインが「区分点」です．
　ただ，ここで注意したいのは，EPDSは診断基準ではなく，あくまでもスクリーニング検査なので，区分点より高ければ「産後うつ病である」と判断されるわけではなく，次のステップに進んで「精神科の医師による診断を仰ぐ」ということです．
　区分点には，人種差や環境などの影響が反映されます．イギリスのオリジナル版では12/13点が区分点とされていますが，日本でのEPDSに関した妥当性の研究調査[2, 3]からは，8/9点（9点以上の場合は産後うつ病の可能性が高い）と報告されています．
　なお，冒頭の岡野教授の話でもあったように（→p.8），日本の区分点は大学病院などハイリスクな妊産婦さんの多い施設で設定された経緯もあり，もっとリスクの少ない方が多い一般のクリニックなどの施設における点数については，今後妥当性の再検討も必要となるかもしれません．

第 2 章　EPDS のトリセツ

## COLUMN 7

## 魔法の杖ではありません！

　EPDS を評価する上で注意しなければいけないのは，どのようなことでしょうか．

　まず，「EPDS のスコアが高いお母さん＝産後うつ病である」と思われがちな点が挙げられます．2013 年に，約 10,000 人の産後のお母さんに EPDS を行い，スコアの高かった方に構造化面接（SCID）を実施したところ，約 7 割の方は産後うつ病でしたが，2 割の方には双極性障害，残りの方には不安障害などほかの精神疾患の罹患者が含まれていたという結果が報告されました[6]．EPDS の結果だけで産後うつ病と判断してはいけません！　もちろん，「スコアが高ければ高いほど，産後うつ病である確率も高まる，うつ病が重くなっている」ということも，決してありません．

　EPDS の点数と問診時の印象が異なるお母さんも，健診の場ではみられるようです．EPDS の点数が高いのに饒舌で元気よく振る舞っているお母さんや，反対に点数は低いのに無口で表情が硬く，暗いイメージのお母さんもいます．こうした方の中には双極性障害，パーソナリティ障害などのほかの精神疾患の方がいる可能性や，EPDS の偽陰性（産後うつ病であるのに見落とされてしまう，→ p.38）ということもあるかもしれません．

　いずれにしろ，EPDS は「魔法の杖」ではありませんので，なにか気になるお母さんがいれば問診の場で注意して話を聴くようにしましょう．

## COLUMN 8

## 偽陽性と偽陰性,区分点の考え方

　例えば,あるお母さんのEPDSスコアの集計が8点であった場合には,区分点を基準と考えて「リスクは少ない」とみなされます.実際には,このお母さんがうつ病を発症していることもあり得るでしょう.逆にEPDSスコアの集計が9点であったお母さんを精神科医が診療した結果,うつ病と診断されないこともあり得ます.このように,どうしても陽性や陰性を見逃してしまう「とりこぼし」が発生してしまうことを前提として検査は行われています.

　図3を見ながら詳しく説明しましょう.EPDSの区分点を高く,例えば15点と設定すると,15点以上のお母さんが「産後うつ病の可能性が高い」ということになり(Ⓐ),産後うつ病の可能性が低い方が紛れ込むことは少なくなります.しかし,その反面,本当は産後うつ病なのに13点の方(Ⓑ)を見落としてしまいます.

　そこで,産後うつ病の見落としを少なくしようとして区分点を低く,例えば4点と設定したとします.すると,確かに産後うつ病の方は全員入ってくるでしょう(Ⓐ+Ⓑ+Ⓔ).ところが,産後うつ病でない方も数多く入ってしまい(Ⓒ+Ⓓ),非常に多くのお母さんが次のステップに進んでしまうことになるのです.

　日本人を対象とした妥当性の研究報告では,区分点が8/9点となりました(→p.36).ここで区分すると,最も重なりが少なくなるからです(図4).図3のⒹの部分に入る方が偽陽性(産後うつ病でないのに疑いがあるとされて次のステップに),Ⓔの部分に入る方が偽陰性(産後うつ病であるのに見落とされてしまう)となりま

第2章 EPDSのトリセツ

すが，Ⓐ～Ⓔのバランスを勘案し，偽陽性と偽陰性とを可能な限り少なくするように区分点は設定されています．

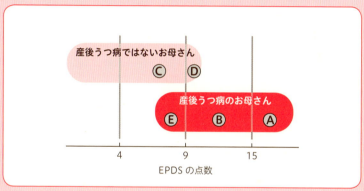

図3 偽陽性・偽陰性の考え方

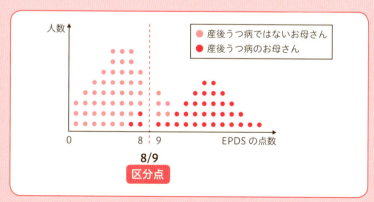

図4 区分点の考え方

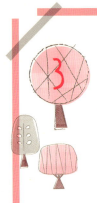

# 3 産後の生活についての問診

 **問診のポイント**

- 医師による身体診察の順番を待つ間に面談を行い，問診で聴取した内容とEPDSの結果をあわせて医師に提出することで，総合診断がスムーズに行えます．
- EPDSを記入してもらう場所と同様に，他人に話が聞こえない，静かで落ち着いたプライバシーが守られる環境で行うことが理想です．
- 面談をする前にEPDSの点数を集計し，その点数が高くても低くても，回答内容を見ながら外来の看護師や助産師が問診を行います．
- 面談時の問診には，EPDSの結果に関わらず聴取する一般的な内容と，EPDSの結果を見ながら行うものとがあります．
- 時間は10〜15分ほどが目安です．

 **TIPS**

EPDSの結果を医師が先に見ながら身体診察を行い，必要があればその後でもう一度，外来の看護師や助産師が時間をかけて行うという流れも考えられます．

第 2 章　EPDSのトリセツ

## 一般的な聴取内容

　EPDSの結果に関わらず，一般的に聴取する内容としては，以下のことが挙げられます．

- 家族構成，夫婦間，家族，近所・友人との関係性
- 現在の体調
- 生活スタイル
- 仕事への復帰計画
- 妊娠前のメンタル
- 食事の摂取状況
- 睡眠の状況
- 育児の状況
- 家事の状況
- など

**TIPS**

　妊娠期，あるいはそれ以前からすでにうつ病に罹患しているお母さんもいます．最近は高齢妊娠をされる方が増えており，それに伴って妊娠前にうつ病を発症される方も増加しています．では，お母さんとの問診時にそう告げられた場合にはどう対処すればよいでしょうか？

　このお母さんは，ハイリスクな方なのでメンタル面の問診を詳しく聴取する必要があります．その上で，現在も薬を飲んでいるのか，いないのか，飲んでいるのならばその薬できちんとコントロール出来ているのかなどを聞きましょう．薬を飲んでいる方なら，すでに精神科に受診・通院されているので，そのまま精神科の先生と連携していけばよいでしょう．

　むずかしいのは，薬を飲んでいない方です．精神科に通っていない可能性が高いので，精神科の再受診を勧めるべきなのか，健診施設側で対応が可能なのかを見定めなくてはなりません．特に，自己判断によって勝手に自分で服用を中止してしまっている方は非常にリスクが高いので，うつの症状をよく聴いて，必要によっては早い段階から以前受診していた精神科の先生にコンタクトを取って連携することが推奨されています．

問診を行う人によって問診の内容や聴くべき事項に違いや漏れが生じないよう，各施設で問診のチェック・リストをあらかじめ作成しておくとよいでしょう(表4)．

## EPDSの結果を見ながら行う問診

　一般的な情報を収集した後で，EPDSの結果を見ながらお母さんの現状をより詳しく伺います．問診のチェック・リスト(表4)などを使って，お母さんに確認していくとよいでしょう．問診では以下の点に気を付けましょう．

- 総合点9点以上が区分点(うつ病の可能性が高い)ですが，必ずしも9点以上がうつ病で，8点以下はうつ病ではない，ということではありません．
- 点数の高さとうつ病の重症度に関連性はありません．
- うつ病以外でも，不安障害，精神遅滞，統合失調症などの場合は点数が高くなることがあります．
- 「合計の点数が低ければ低いほどよい」とは一概に言えません(COLUMN 9)．
- 「10.自分自身を傷つけるという考えが浮かんできた」が1点以上のお母さんは，「自殺企図」が示唆されるので，この項目の点数が高かった場合には注意が必要です(COLUMN 10)．

表4　問診のチェック・リスト〔例〕

☐ **家族構成**
  - 夫婦のみ
  - 子に兄・姉がいる
  - 実親と同居
  - 義理の親と同居
  - 親族（親・兄弟など）との住居の距離

☐ **夫婦間，家族，ご近所・友人との関係（サポート体制）**
  - ご主人は協力的か
  - 親族（親・兄弟など）は協力的か
  - 近隣住民や友人で頼れる人はいるか
  - 家族の干渉で困っていることはないか
  - 家事代行やベビーシッターなどを活用しているか

☐ **生活スタイル**
  - 夫の帰宅時間
  - 食事は誰と食べているか
  - 食事は誰が作っているか

☐ **仕事への復帰計画**
  - 具体的な復帰計画はあるか
  - 子どもの面倒は誰がみてくれるか

☐ **妊娠前のメンタルについて**
  - 罹患していた病気の有無
  - 服薬歴
  - 家族歴

☐ **食事**
  - 回数，摂取時間
  - 量，栄養のバランス（タンパク質・脂質・炭水化物・野菜など）

☐ **睡眠**
  - 入眠時の状況（時間）
  - 起床時の状況（時間）
  - 途中で起こされる回数・時間
  - 昼寝はできているか，家族の援助はあるか

☐ **排便**
  - 回数
  - 便秘がち・下痢気味

☐ **育児**
  - 赤ちゃんに対する態度：抱き方，視線の合わせ方，愛おしいと思えるか
  - 赤ちゃんから離れて一人になる時間はあるか

☐ **家事**
  - どの程度行えているか
  - できていないことを気にしているか

〔○×総合病院〕

## 問診を行うときに気を付けたいこと

### ①お母さんの言葉に共感を示しながら聴きましょう

　お母さんが「いまどうしたいのか」「なにに困っているのか」といった「いまの気もち」を受容的に傾聴し，肯定してあげることが大切です．「こうしなさい」「こうでなければダメ」は禁忌です．

### ②お母さんの表情をよく見ましょう

　表情が豊かですか？　硬くありませんか？　目をそらしたり，下を向いていませんか？

　低い点数なのに表情が非常に硬いときは，なんらかの精神疾患の可能性もあります．また，高い点数であるのに臨床的にあまり問題がみられない場合は，自分の状態に気が付いていなかったり，質問自体が理解できていない可能性があります．

### ③嫌がるお母さんに無理に問診を行う必要はありません

　問診を拒むことは，お母さんの意志として認めましょう．何らかの心理的な背景があるかもしれませんが，無理に聞くことは信頼関係をなくすことにつながってしまいます．後日，地域の保健師と情報共有する程度でよいと思います．

第2章 EPDSのトリセツ

> 問診の内容は記録して,お母さんが記入したEPDS用紙とともに,健診を行う医師に提出します.

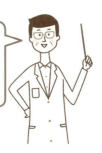

## Topic　EPDSのアプリ利用

　EPDSを一人一人に記入してもらい,その点数を集計して個々の対応を行いますが,集計一つとっても意外に手間と時間がかかります.
　そこで,EPDSをタブレットなどで簡単に使え,点数も自動計算されるアプリケーションができました(2017年11月リリース予定).将来的には,病院単位だけでなく市町村,地域単位での点数分布や解析なども可能になりそうです.
　アプリの最新情報は,2017年10月末公開予定のホームページ(http://www.epds.jp)をご確認ください.

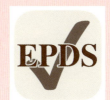

# COLUMN 9

## EPDSの合計点が0点?!

　お母さんの中には「すべての項目についてわたしは大丈夫です！」と合計点が0点になる人もいますが，通常，産後では「0点」はあり得ないことだと思います．出産後2週間から1ヵ月のお母さんが，「疲れもしらない」「いつでもぐっすり，十分に眠れる」と完全に「0点」となることは，逆に疑わしいのではないでしょうか？　産後すぐの間は気持ちが張っていて，緊張もしていますが，1ヵ月後には疲れがピークに達していることが多く，何かしら「つらく」感じていることがあって当然だと思われます．

　むしろ，このようなお母さんには詳細な問診を行う必要があるかもしれません．EPDSの結果をもとにもう一度，生活の状況やいまの気持ちを確認することが大切です．

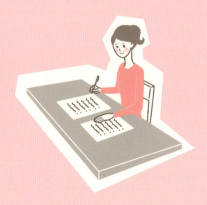

第2章 EPDSのトリセツ

# COLUMN 10

## 自殺企図には要注意！

　EPDSの点数を集計すると，いろいろなケースに遭遇します．例えば，「1点の項目が9つ，0点の項目が1つ」で計9点のお母さんと，「3点の項目が3つ，ほかはすべて0点」で計9点のお母さんがいたとします．9点の内訳は異なりますが，同様にリスクがあると判断します．

　ただし，「10. 自分自身を傷つけるという考えが浮かんできた」の項目だけは，「まったくなかった」（0点）以外にチェックをされた方は自殺企図の可能性があるとして，たとえ合計点数が9点以下であったとしても，「最近そういう気持ちになったのはいつですか？」「実際にどんな考えが浮かびましたか？」「そういう気持ちになった時の状況は？」「その気持ちをご家族や周りの人に話しましたか？」など詳細に状況を聞きましょう．

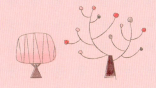

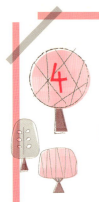

# 総合評価の実際

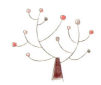

 **評価のポイント**

- 産後1ヵ月健診での周産期メンタルヘルスの総合評価は，産婦人科医（主治医）が行います．
- 身体診察の後に，EPDSの点数と看護師，助産師による問診の内容とを踏まえて行います．
- 評価は，問診による既往歴やEPDSの点数と緊急性の有無によって判断されます．
- 必要があれば，主治医が本人や家族に状況や今後の方針を説明し，協力を仰ぎます．

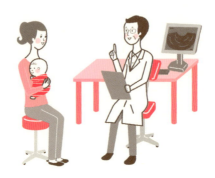

第2章 EPDSのトリセツ

## 総合評価の流れ

　EPDSの記入と看護師や助産師が行う問診が終了したお母さんには，主治医である産婦人科医師が診察を行います．診察は，まず身体診察を行い，その後，メンタルについて評価していきます．

　評価は，EPDSの結果と看護師や助産師が行った問診の内容とを総合して判断します．EPDSの結果で，特に留意しなければいけない事項は，再度詳しく聴き取るようにします．

**TIPS**

　看護師，助産師による問診と同様に，EPDSの質問項目の「8.悲しくなったり，惨めになったりした」「9.不幸せなので泣けてきた」は，抑うつ気分に関する質問なので，1点以上の場合は，どのくらいの頻度で，どんな場合に出てくるのか，など詳細に問診する必要があります．また，「10.自分自身を傷つけるという考えが浮かんできた」の項目は，「まったくなかった」（0点）以外にチェックがついている場合には自殺企図の可能性があると考え，たとえ合計点数が9点以下であっても，「最近そういう気持ちになったのはいつか？」「どんな考えが浮かんだのか？」「そういう気持ちになったときの状況は？」「その気持ちを家族や周りの人に伝えたか？」など詳細に聴き取ります．

## 評価のしかた

　評価は，EPDSの点数と緊急性の有無によって以下のように判断します．

**①EPDSの点数が9点（区分点）以上で，緊急性がある場合**

　必ず精神科専門医に紹介し，可能ならば地域の精神保健の専門家と連携して対応してください．

　この場合，緊急性があるとされるのは，以下の項目に該当するようなケースです．

　(1) 希死念慮が強いとき：EPDSの「10.自分自身を傷つけるという考えが浮かんできた」の項目で「まったくなかった」(0点) 以外にチェックがついている場合．

　(2) 食欲低下や不眠が強く，身体的な衰弱がみられるとき．

　(3) 始終落ち着きがなく，焦燥感（イライラ感）が激しいとき．

　(4) なかなか状態がよくならないとき．

　(5) 家事・育児がほとんどできない家庭生活状況のとき．

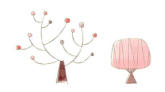

第 2 章　EPDSのトリセツ

## ②EPDSの点数が9点（区分点）以上だが，緊急性がない場合

　睡眠の状態や育児，家事などについて，現在の生活を改善するよう指導し，補助を受けられる態勢を整えられないか一緒に考えます．改善・補助にあたっては，主治医がお母さん本人のみでなく，ご主人や家族にも説明し理解を得ることが大切です．

　そして，2週間後に再度，EPDSに記入してもらいます．生活の改善や周囲の協力などによって本人の状況が変わり，点数が低くなる方も多いのですが，EPDSの結果に変化がみられなかったり，むしろ本人の体調や精神的状態が悪くなっていたら，次のステップとしては，精神科専門医に一度相談して，お母さんに何らかの精神疾患がないか診察してもらうことも必要です．2回目の点数も高い方には，産後うつ病だけでなく，双極性障害や全般性不安障害，以前から罹患していた精神疾患の再燃など，ほかの精神疾患を発症している方もみられるからです．

## ③EPDSの点数が8点以下の場合

　基本的には問題がないと考えてよいでしょう．ただし，この時点でEPDSの点数が低かったからといって，その後も産後うつ病にならないとはいえません．乳児健診や授乳指導などの機会を利用しながら，母親の体調や精神状態を定期的に確認して，必要があれば再度EPDSを行ったり，地域保健と連携して継続的にスクリーニングが行えるよう働きかけることも大切です．

● EPDSが高得点だったお母さんへのその後の対応

　**表5**の症状を確認します．うつ病が疑われる場合には，本人の同意を得て精神科に紹介しましょう．

**表5　うつ病が疑われる場合**

> 　中核症状のどちらか（または両方）があり，かつ付随症状の中で少なくとも4つ以上の症状のため，毎日の日常生活に支障をきたしている状態が少なくとも2週間以上持続している場合，うつ病を疑います．
>
> □中核症状
> - 気分の落ち込み　● 興味または喜びの喪失
>
> □付随症状
> - 食欲・体重の変化　・睡眠障害
> - 口数も動きも極端に少なく，考えや行動のテンポが遅いか，強いいらつきがある
> - 気力の減退
> - 母としての役割を話せない，または過度に自分を責める
> - 思考・集中・決断が困難
> - 自殺念慮や自殺企図がある

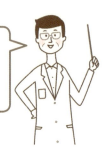

EPDSのトリセツは以上です．
第3章では，Q&Aで個々のギモンを解決しましょう．

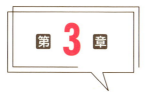

# Q&A

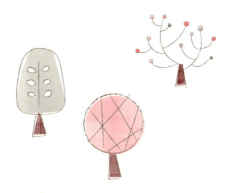

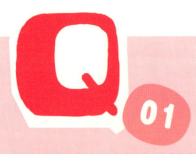

産後うつ病スクリーニングでは，必ずEPDSを使わないといけないの？

「必ず使わないといけない」ということではありませんが，日本ではEPDSを使うことが推奨されています．

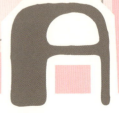

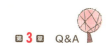

　イギリスのNICE（英国国立医療技術評価機構）のガイドラインでは，うつ病に関する2項目質問票（表6）を推奨しています．一方，日本ではその有効性の検討が行われていないことや，最近のガイドラインでまずEPDSによるスクリーニングを行うことが提唱されているため，多くの施設でEPDSが使われています．

表6　うつ病に関する2項目質問票

1. 過去1ヵ月の間に，気分が落ち込んだり，元気がなくなる，あるいは絶望的になって，しばしば悩まされたことがありますか？
2. 過去1ヵ月の間に，物事をすることに興味あるいは楽しみをほとんどなくして，しばしば悩まされたことがありますか？

詳しくはp.17を確認！

EPDSは
待合室で書いてもらっても
いいの？

プライベートが守られる個室で書いてもらうのがベスト．待合室を使用する場合も，プライバシーが守られるよう配慮しましょう．

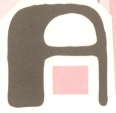

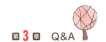

EPDSに記入してもらう場所は，できれば待合室ではなく，静かで他人の目が届かない，プライベートが守られる個室を準備しましょう．個室がなく待合室を使う場合も，その場所をつい立てで囲むなど，プライバシーを守る配慮をしましょう．

待合室で，ほかの患者さんがいる中で記入してもらうのは，プライバシー確保の面から考えるとあまり望ましくないです．

詳しくはp.25を確認！

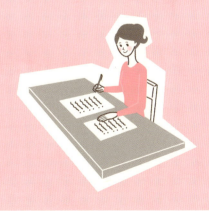

自宅で書いてもらい,
郵送で送ってもらってもいい？

病院で書いてもらうのが基本ですが,
どうしても難しい場合は
家で書いてもらってもOK.
お母さんが1人の環境で
書いてもらうことが大切です.

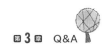

## 第3章 Q&A

　EPDSは病院で書いてもらうのが基本ですが，例えば家がとても遠くてなかなか来られないなどの場合は，自宅で書いたものを郵送してもらってもよいでしょう．

　大切なのは，「お母さんが一人の状況で書いてもらうこと」です．隣にご主人やお姑さんがいると，本当の気持ちを書けない場合があるからです．そこがクリアできれば大丈夫です．

**詳しくはp.34を確認！**

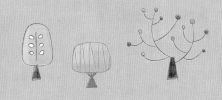

質問文は,
意味が変わらない範囲であれば
変更してもいい？

変更してはいけません！
このままの文章で,
お母さんに渡してください.

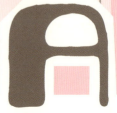

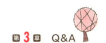

EPDSの翻訳には，内容を適切に理解してもらうためにバック・トランスレーションを行いました．そのため，日本語の文章を一部変更したり，印刷上枠組みに入らないからといって，勝手に短縮してはいけません．必ず，文章は変えずにお母さんに渡しましょう．

**詳しくはp.3を確認！**

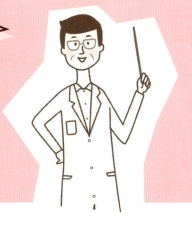

日本語として少し違和感を覚える部分があるかもしれませんが，8/9という区分点は，この文章を用いた研究によって決められたものです．
文章を変えてしまうと，この区分点の妥当性が保証されなくなってしまいます．

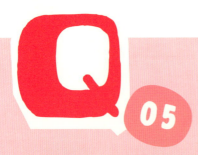

外国人のお母さんにも
日本語版EPDSを使っていい？

基本的には，
母国語のEPDSを
使うことが望ましいです．

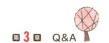

第3章 Q&A

　EPDSは，多くの言語に翻訳され利用されています．基本的には，母国語のEPDSを使うことが望ましいです．なお，区分点も，言語によって異なっていることがあります．8/9点という区分点は，あくまでも「日本語版のEPDS」であることに注意しましょう．

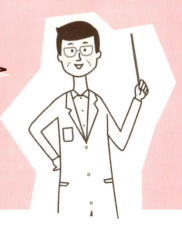

EPDSは，原文の英語以外に日本語，中国語，フランス語，ドイツ語，スペイン語，ポルトガル語，ベトナム語など，さまざまな言語に翻訳されています．

お母さんがEPDSを
記入している間,
赤ちゃんはどうするの？

家族など付き添いの人がいれば
預かってもらって.
1人で健診に来ているときは
医療スタッフが預かりましょう.

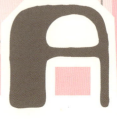

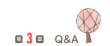
第3章 Q&A

　EPDSは，お母さんが1人の環境で書いてもらうことが大事です．家族など付き添いの人が一緒だった場合は，預かってもらうとよいでしょう．お母さんが1人で健診に来ているなど，預かってもらえない場合は，医療スタッフが預かります．

**詳しくはp.30を確認！**

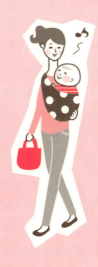

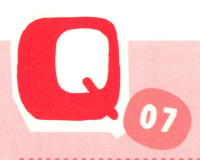

記入には
どのくらい時間がかかる？

制限時間を決める必要はありませんが
5〜10分くらいで記入できます．

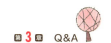

第 3 章　Q&A

　EPDSは，だいたい5〜10分くらいで答えが書ける分量です．
　記入に制限時間を設ける必要はありませんが，とても時間のかかるお母さんは，答えに悩んで先に進まなくなっている可能性があります．少し悩んでいるくらいなら大丈夫ですが，あまりに悩みすぎているお母さんには，問診時に少し聞いてみるとよいでしょう．

詳しくはp.30を確認！

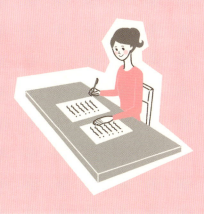

EPDSの記入を
拒否されたらどうする？

本人が希望しなければ
無理強いはしないのが原則です．

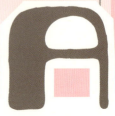

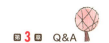

第3章 Q&A

　EPDSはあくまでもスクリーニングなので，本人が希望しなければ無理強いはしないのが原則です．ただ，理由もなく拒否するお母さんは，何らかの背景があるとも思われますので，医師が健診時にその点を踏まえて対応するのがよいかもしれません．

詳しくはp.31を確認！

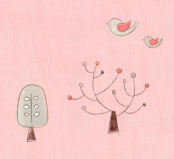

お母さんが自分で採点するの？

病院スタッフが採点しましょう．

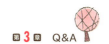

EPDSの用紙には，スコアが書かれているものといないものがあります．お母さんには，スコアが書いていないもの（配布用，→p.26-27）を配りましょう．病院スタッフは用紙を回収したあと，スコアが書かれているもの（採点者用，→p.28-29）を見ながら採点しましょう．

**詳しくはp.31を確認！**

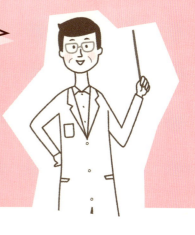

すべての項目に回答していないと，採点できません．回収するときに，すべての項目に回答されているか確認しましょう．うすい鉛筆などではなく，マーカーや赤いペンで回答してもらうと，見落としがなくてよいですよ．

点数は、お母さんに伝えていい？

伝えて大丈夫です！
ただし，区分点を超えた場合の
伝え方は工夫して．

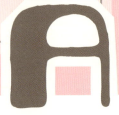

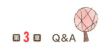

　EPDSの点数をお母さん伝えても，特に問題はありません．ただし，区分点を超えている場合，「私は産後うつ病なんだ」と誤解されないよう，伝え方に工夫が必要でしょう．あくまでも確定診断ではないことを強調しつつ，「スクリーニング・テストの点数が高めですから，産後うつ病などの心の病気にかかっている可能性もあります．後ほど，産婦人科医師からの問診や診察もありますので，そこであらためて詳しい説明があります」と伝えてはいかがでしょうか．

詳しくはp.32を確認！

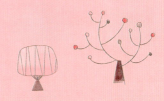

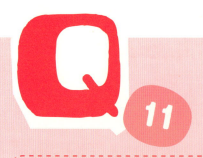

### EPDSが高得点のお母さんは産後うつ病なの？

違います！
EPDSはあくまでも産後うつ病の可能性があるかどうかのスクリーニング検査です．産後うつ病と確定するには精神科医による診断が必要です．

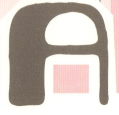

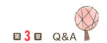

第3章 Q&A

　EPDSで得点が高かったからといって,「産後うつ病である」と確定することはできません. 満点(30点)だったとしても, あくまでも「産後うつ病の疑いがある」までしかいえないのです.
　産後うつ病と確定するには, 精神科医による診断が必要です.

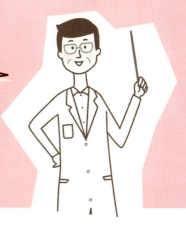

「EPDSが9点以上＝産後うつ病」ではありません！

「EPDSが高得点＝
重症の産後うつ病」なの？

違います！！
EPDSは産後うつ病の重症度が
わかるツールでもありません．

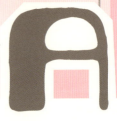

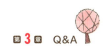

EPDSが産後うつ病を診断するための検査でないことと同じように，得点によって重症度がわかるツールでもありません．得点が高いほど病気が重いとか，点数が低くなれば良くなっている，ということではありません．

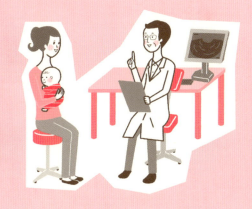

高得点だったお母さんには
どう対応したらいいの？

まず，うつ病が疑われる症状を
確認します．
その後，産婦人科での1ヵ月健診か，
新生児訪問かによって適切に
対応しましょう．

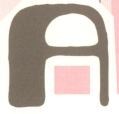

そのお母さんに会ったのが，①産婦人科での1ヵ月健診か，②保健師による新生児訪問かによって，対応は変わります．

①産婦人科での産後1ヵ月健診

　52ページの表5の症状を確認して，うつ病が疑われる場合には，本人の同意を得て，産婦人科医が紹介状を作成して精神科医療機関に紹介しましょう．

②保健師による新生児訪問

　52ページの表5の症状を確認して，うつ病が疑われる場合には，本人の同意を得て，精神科医療機関を紹介しましょう．判断に迷う場合には，精神保健担当の保健師に相談するか，同行訪問してもらいましょう．

**詳しくはp.52を確認！**

EPDSの点数と，面接での印象が
違う気がする….
どう判断すればいい？

EPDSの結果と面接の印象を
総合して判断しましょう．
EPDSの点数が著しく低いお母さんは
面接で注意してチェックを．

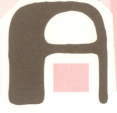

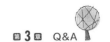
第3章 Q&A

「EPDSの点数が低いのに，面接では疲れている印象」という場合，周囲の人に気を使って，自分の気持ちを隠してしまっている可能性が考えられます．EPDSを記入してもらうとき，誰かがそばにいなかったか確認しましょう．

通常，EPDSの合計点が「0点」というお母さんはいません．出産後1ヵ月のお母さんは，何かしら辛いことがあって当然だからです．「0点」となることは，逆に疑わしいということになります．むしろ，こうしたお母さんには詳細な問診を行う必要があるでしょう．

また，「EPDSの点数は高いのに，面接では明るくとてもよく話す」場合は，双極性障害など別の精神疾患の場合も考えられます．

**詳しくはp.34, 37, 46を確認！**

「区分点」ってなに？

産後うつ病の可能性が
「低い」と「高い」の境界の点のこと．
「8/9」は「9点以上だと産後うつ病の
可能性が高い」ということです．

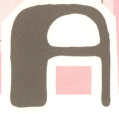

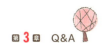

　EPDSでは「区分点」という特徴的な言葉が使われます．聞き慣れない言葉ですが，難しいことはありません．産後うつ病の可能性が「低い」と「高い」の境界を示しています．

　日本では8/9を区分点としています．これは，「9点以上だと産後うつ病の可能性が高い」ということです．

**詳しくはp.36, 38を確認！**

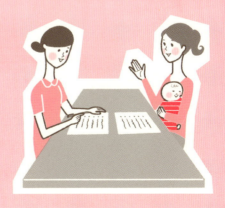

### 「偽陽性」ってなに？

本当は陰性なのに，陽性と判定されてしまうこと．EPDSで「産後うつ病の疑いあり」となっても，精神科医が診察した結果「産後うつ病ではない」と診断されることがあります．これが偽陽性です．

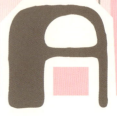

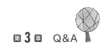
第3章 Q&A

　74ページで解説したとおり，「EPDSが高得点＝産後うつ病」ではありません．EPDSはあくまでもスクリーニング検査なので，本当は産後うつ病ではない人も9点以上，つまり陽性となってしまうことがあります．この場合は，精神科医による診察で，産後うつ病が否定されます．

　このように，本当は陰性（産後うつ病ではない）のに陽性（産後うつ病の疑いあり）と判定されてしまうことを「偽陽性」といいます．また，この逆が偽陰性です．

　EPDSでは，偽陰性が可能な限り少なくなるように区分点が設定されています．

**詳しくはp.38を確認！**

産後健診で,身体の診察と
産後うつ病スクリーニングは
どちらを先に行うべき？

どちらが先でも大丈夫ですが,先に産後うつ病スクリーニングと問診を行い,後で医師が診察をするとスムーズでしょう．

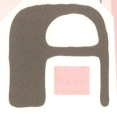

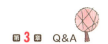
第3章 Q&A

　身体の診察と産後うつ病スクリーニングの順番に決まりはありません．ただ，先に医師が身体診察を行い，次に看護師や助産師がEPDSなどのスクリーニングを行うと，スクリーニングの結果で問題があった場合に，また医師に戻さなければならず，流れの面からいえば効率的ではありません．その意味では，医師の診察を待つ間にスクリーニングや問診を済ませておき，その結果も踏まえて医師が診察を行う方がよいでしょう．

**詳しくはp.18を確認！**

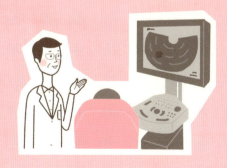

18

産後1ヵ月健診でEPDSを行い，さらに2週間後にもう1回行ったらどちらも区分点以上でした．このお母さんを産後うつ病と判断していい？

判断してはいけません！
単なる高得点者の場合もあります．
双極性障害や全般性不安障害などほかの精神疾患を発症している場合もあります．

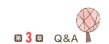

　2回目のEPDSも区分点以上のお母さんは，産後うつ病だけでなく，双極性障害や全般性不安障害，以前から罹患していた精神疾患の再燃など，ほかの精神疾患を発症している場合があります．

　次のステップとして，精神科専門医の診断や構造化面接（SCID）の実施に進みます．

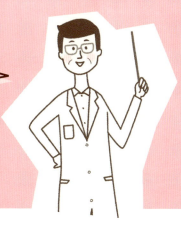

EPDSだけでは産後うつ病の診断はできないことに注意しましょう！

EPDSは，産後1ヵ月ではなく2週間健診で行った方がいいの？または両方で行うべき？

「どちらが効果的か」という研究は行われておらず，わかっていません．また，「短期間に何度も実施してよい」という研究結果もありません．

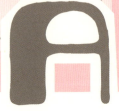

2017年4月から，産後2週間健診での産後うつ病スクリーニングに対して，厚生労働省から助成が行われるようになりました．しかし，現時点では「産後1ヵ月よりも産後2週間でEPDSを行った方が効果的か」という研究が行われておらず，どちらで行うのがよいのかはまだわかりません．なお，EPDSを作成したCox教授は，分娩直後は精神および身体的変化が多い時期であることを考慮して，産後6週間の健診時にEPDSを行うことを選択しました．

　また，「短期間に何度も実施してよい」という研究結果もありません．さらに，入院時，分娩直後，出産後の退院時，1ヵ月健診など，EPDSを行うチャンスが多くある場合もありますが，8/9点が区分点として妥当であるかを検証した研究もありません．産後1ヵ月以外の時期では，それぞれに適した区分点の妥当性を新たな研究によって検証しなければならないのです．

**詳しくはp.8, 21を確認！**

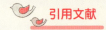 **引用文献**

1) Cox J, et al：Perinatal Mental Health：The Edinburgh Postnatal Depression Scale (EPDS) Manual. 2nd edition, Royal college of Psychiatrists, 2014.
2) 海老根真由美ほか：産後うつ病のスクリーニング―総合周産期母子医療センターでの実施成績. 産婦人科の実際, 56：943-950, 2007.
3) 岡野禎治ほか：日本版エジンバラ産後うつ病自己評価票 (EPDS) の信頼性と妥当性. 精神科診断学, 7：525-533, 1996.
4) National Perinatal Epidemiology Unit：Saving Lives, Improving Mothers' Care：Surveillance of maternal deaths in the UK 2011-13 and lessons learned to inform maternity care from the UK and Ireland Confidential Enquiries into Maternal Deaths and Morbidity 2009-13. Available at：<https://www.npeu.ox.ac.uk/downloads/files/mbrrace-uk/reports/MBRRACE-UK%20Maternal%20Report%202015.pdf>
5) Gavin NI, et al：Perinatal depression：a systematic review of prevalence and incidence. Obstet Gynecol, 106：1071-1083, 2005.
6) Wisner KL, et al：Onset timing, thoughts of self-harm, and diagnoses in postpartum women with screen-positive depression findings. JAMA Psychiatry, 70：490-498, 2013.

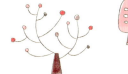

# おわりに

　今から10年ほど前に，EPDSの解説書の翻訳を岡野禎治先生から依頼され，精神科領域の章を岡野先生が，産科に関わる章を私が翻訳して「産後うつ病ガイドブック―EPDSを活用するために―」（南山堂）を出版しました．内容的には，イギリスの事情と日本の現状とに大きな差があり，かなり専門的なことも多くふれられていたこともあり，助産師・保健師・看護師をはじめ一般臨床の医師も手軽に使うには少し敷居の高い本であったようです．

　その後，EPDSはその活用の場がどんどん広がり，今ではかなり一般的に使われるようになりました．しかし，実際には使用する時期や区分点の解釈，点数の解釈などで混乱も生じており，利用にあたってのさまざまな疑問や質問もでてきました．電化製品などは，詳しい説明書と一緒に，今からすぐ使うための読みやすい取り扱い説明書（トリセツ）が別についてきます．このEPDSも，いきなり難しい専門的な解説書を読んで使用するのではなく，まずは実践的で日本の状況にあったトリセツが必要だと考えました．

　そこで，本書はよくある医学書のように数字や難解な専門用語がぎっしりと詰まったものではなく，明日からすぐにEPDSが使えるようなイメージで作ることにしました．まずはEPDSをきちんと日々の臨床現場で使ってもらうことを最優先に考えたからです．できるだけ分かりやすく，平易な言葉とパッと見て理解できるようなイラストで構成し，一度読んでも分かりにくく疑問に思われる点，あるいは大事

なポイントは「Q&Aコーナー」で繰り返し強調して，理解をさらに深める工夫をしました．読みやすく平易な内容であっても，EPDSの日本語版を作成され，日本における周産期メンタルヘルスの第一人者である岡野先生に監修していただき良書ができあがったと自負しています．

　本書はEPDSの使い方に焦点をあて，誰もがきちんと理解して使用できるようになることを願って作成されました．周産期メンタルヘルスとしては，EPDSだけが大事なことではなく，他のさまざまな質問票や個々の問診，現場の対応，さらには異業種間の連携などたくさんの大切なことがまだまだあります．それらについては，拙著「これからはじめる周産期メンタルヘルス」(南山堂)も参考にしていただきたいと思います．

　最後に，この企画に対して一緒に試行錯誤しながら，できるだけわかりやすい入門書を作り上げるべくお世話くださった南山堂の窪田雅彦氏と山田歩氏には厚く感謝申し上げます．

　周産期メンタルヘルスの現場で，多くの職種の方々が本書を使って明日からの臨床に役立てていただき，さらにこの領域に関わる方がもっともっと増えていってくれることを期待しています．そして，本書を周産期メンタルヘルスへの最初の扉として，これからもっと専門的な論文や書籍にどんどん興味をもって読み深めていかれることを期待して，あとがきとさせていただきます．

　　　　2017年9月　某スターバックスにて

　　　　　　　　　　　　　　　　　　　　　　　　　宗田　聡

**岡野禎治**（Tadaharu OKANO）
医学博士　精神科医
三重大学 名誉教授
日本精神神経学会専門医
専門：周産期メンタルヘルス

▶**主要著書**
「クロストークから読み解く　周産期メンタルヘルス」
（南山堂，2016年）
「向精神薬と妊娠・授乳」改訂2版（南山堂，2017年）
「産後うつ病ガイドブック」（南山堂，2006年）

**宗田　聡**（Satoshi SOHDA）
医学博士　産婦人科医
東京慈恵会医科大学 非常勤講師
広尾レディース 院長
専門：周産期医学・遺伝医学

▶**主要著書**
「これからはじまる周産期メンタルヘルス」
（南山堂，2017年）
「31歳からの子宮の教科書」
（ディスカヴァー・トゥエンティワン，2012年）
「産後うつ病ガイドブック」（南山堂，2006年）

---

**EPDS活用ガイド**
産後うつ病スクリーニング法と産後健診での正しい対応

2017年11月 1 日　1版1刷　　　　　　　　©2017
2021年 6 月30日　　　4刷

監修者　　　著　者
おかの　ただはる　　そうだ　さとし
岡野禎治　　宗田　聡

発行者
　株式会社 南山堂　代表者 鈴木幹太
　〒113-0034　東京都文京区湯島 4-1-11
　TEL 代表 03-5689-7850　www.nanzando.com

ISBN 978-4-525-33191-7

JCOPY ＜出版者著作権管理機構　委託出版物＞
複製を行う場合はそのつど事前に（一社）出版者著作権管理機構（電話03-5244-5088，
FAX 03-5244-5089，e-mail：info@jcopy.or.jp）の許諾を得るようお願いいたします。

本書の内容を無断で複製することは，著作権法上での例外を除き禁じられています．
また，代行業者等の第三者に依頼してスキャニング，デジタルデータ化を行うことは
認められておりません．